Estilo de vida saludable contra el cáncer

Conviértete en un sobreviviente de cáncer, un enfoque nutricional y mental

1ra Edición

Amie Armstrong

Aviso de exención de responsabilidad:

Tenga en cuenta que la información contenida en este documento es solo para fines educativos y de entretenimiento. Se han realizado todos los intentos para proporcionar información precisa, actualizada, completa y confiable. Ninguna garantía de ningún tipo está expresada o implícita. Los lectores reconocen que el autor no participa en la prestación de asesoramiento legal, financiero, médico o profesional. El contenido de este libro ha sido derivado de varias fuentes. Consulte a un profesional con licencia antes de intentar cualquier técnica descrita en este libro.

Al leer este documento, el lector acepta que bajo ninguna circunstancia el autor es responsable de cualquier pérdida, directa o indirecta, en que se incurra como resultado del uso de la información contenida en este documento, incluidos, entre otros, los: omisiones, o inexactitudes.

Dedicado a la memoria

de

María Guadalupe

Sandoval Martínez,

Madre de 3 hijos y

abuela de 3 niños...

Tabla de contenido

Introducción

Cáncer. Es una de esas palabras que causa mucho miedo en los corazones de las personas a quienes se les ha dicho que las tienen y de las personas que las aman. Y por una buena razón: muchas personas murieron de cáncer y murieron en agonía y sufrimiento. Es una de las peores formas de abandonar este mundo y, como tal, la Gran C cobra mucha importancia y provoca mucho miedo en los corazones de muchas personas, incluso de quienes no la tienen.

Quiero decirte que el cáncer no es tan aterrador como puedes pensar. Si bien el cáncer es ciertamente un enemigo que nadie debería menospreciar o dar por sentado, no es un enemigo invencible. ¿Por qué debería creerme? Es porque lo he mirado a los ojos, he luchado con él y he ganado la batalla. Sí, no fue una batalla fácil. Pero por más difícil que pueda ser, se puede ganar. Y he escrito este libro para mostrarte cómo puedes vencer a la Gran C viviendo un estilo de vida saludable.

En este libro, compartiré lo que realmente es el cáncer, cómo se desarrolla y ataca al cuerpo, y dos formas en que puedes usar un estilo de vida saludable para vencer al infierno; Prevención y tratamiento. La mayor parte de lo que compartiré con usted se refiere a minimizar los riesgos de contraer esta enfermedad porque sus probabilidades de vencer al cáncer son del 100% si puede evitarlo. Y para evitarlo con éxito, necesitará un enfoque holístico, es decir, llevar un estilo de vida saludable, que compartiré con usted.

Muchos de los enfoques de estilo de vida preventivos también se pueden hacer para complementar las terapias contra el cáncer, en caso de que ya tenga cáncer. Es por eso que la mayor parte de mi discusión acerca de vivir un estilo de vida saludable como un medio para superar el cáncer involucra estos enfoques. De hecho, con mayor razón tendrá que usar estos métodos si ya tiene cáncer. A través de estas prácticas de estilo de vida saludable, puede complementar la eficacia de los tratamientos disponibles para el cáncer, que enumeraremos y describiremos en el Capítulo 3.

Ahora, si está listo para vencer a esta cosa llamada Gran C, ¡pase la página y comencemos!

Capitulo 1 – Conoce al enemigo

La mejor manera de vencer a un enemigo es conocerlo bien. Es por eso que la batalla contra el cáncer comienza en la mente al conocer al enemigo. ¿Qué es realmente el cáncer?

Contrariamente a la creencia popular de que el cáncer es una enfermedad única, en realidad es una colección de enfermedades interconectadas. En casi cualquier tipo de cáncer, algunas células del cuerpo se dividen de manera incontrolable y se diseminan en otros tejidos cercanos. Puede comenzar en cualquier parte del cuerpo humano, que está formado por células, demasiadas para contarlas (piense en billones).

Cómo el cáncer destruye el cuerpo

En circunstancias normales, las células de nuestro cuerpo crecen y se dividen para que puedan formar nuevas células de acuerdo con las necesidades de nuestro cuerpo. Al envejecer o dañarse, las células mueren y, en su lugar, se crean nuevas células.

Este proceso normal se interrumpe cuando una persona tiene cáncer. Lo que sucede durante el cáncer es que las células envejecidas o dañadas continúan viviendo en lugar de morir como una muerte pacífica y se siguen creando nuevas células a pesar de que el cuerpo no las necesita. El crecimiento incontrolable en el número de células en exceso puede dar lugar a crecimientos del cuerpo que conocemos como tumores, es decir, masas de tejido.

Hay 2 tipos de tumores que se forman como resultado de esta interrupción anormal en el proceso de manejo celular; benigno y maligno. Los tumores benignos no se multiplican y se diseminan a otros tejidos circundantes. Sin embargo, algunos tumores benignos pueden crecer mucho. Pero cuando se extirpan quirúrgicamente, los tumores benignos normalmente no regresan. Mientras que los tumores benignos generalmente no son potencialmente mortales, los tumores benignos en el cerebro pueden serlo.

Los tumores malignos son de tipo canceroso, que pueden multiplicarse y diseminarse a los tejidos sanos circundantes. A medida que los tumores malignos continúan creciendo, algunas de sus células cancerosas pueden separarse e ir a otras áreas del cuerpo a través del sistema linfático o del torrente sanguíneo. Cuando esto sucede, estas células cancerosas disgregadas pueden crear nuevos tumores en las áreas que han penetrado.

Causa y conductores de cáncer

Cambios específicos en nuestros genes pueden crear cáncer. Y debido a que está relacionado con los genes, se considera como una enfermedad genética. En particular, estos cambios implican cómo las células crecen y se dividen. Y por ser de naturaleza genética, el cáncer es una enfermedad que nuestros padres nos pueden transmitir.

Pero el cáncer no siempre es debido a genes defectuosos que nos fueron transmitidos. También puede surgir a partir del daño en el ADN causado por errores de división celular o elecciones de estilo de vida, como la dieta y la exposición a toxinas ambientales.

El cáncer de cada paciente con cáncer contiene un conjunto único de cambios genéticos, que pueden aumentar a medida que su cáncer progresa. Incluso en el mismo tumor, diferentes células pueden cambiar de diferentes maneras. Las células cancerosas pasan por más cambios genéticos, como las mutaciones del ADN, en comparación con las células sanas y normales. En algunos casos, los cambios no causan el cáncer, pero son causados por el cáncer.

Hay 3 tipos de genes que son afectados principalmente por cambios genéticos que causan cáncer; proto-oncogenes, genes de reparación de ADN y genes supresores de tumores. Estos cambios genéticos a veces se denominan factores primarios del cáncer.

Los proto-oncogenes son los genes responsables de gestionar el crecimiento normal y la división de las células. Pero si estos genes cambian de maneras específicas que los hacen más activos de lo que deben ser, pueden convertirse en genes generadores de cáncer (es decir, oncogenes). Y las células crecen y sobreviven incluso cuando no se supone que deben hacerlo debido a los oncogenes.

Los genes de reparación de ADN son genes que cuidan el ADN dañado. Las células que tienen genes de reparación de ADN mutados generalmente causan mutaciones adicionales en otros genes. Y cuando estas mutaciones se combinan, se crean células cancerosas.

Finalmente, los genes supresores de tumores también desempeñan un papel en el manejo de la tasa saludable de crecimiento y división celular. Pero las células dentro de los genes supresores de tumores que se alteran de ciertas maneras también pueden crecer y dividirse de maneras inmanejables.

La propagación del cáncer en el cuerpo

Cuando las células cancerosas se propagan de un área del cuerpo a otra, se llama metástasis. Esto se debe a que las células cancerosas se separan de su origen u origen (es decir, el cáncer primario), atraviesan el sistema linfático o circulatorio, llegan a otras áreas del cuerpo y crean nuevos tumores (es decir, tumores metastásicos) en dichas áreas. Este tumor resultante es el mismo tipo de cáncer que el tumor original. Y el cáncer resultante de este tipo de tumor se llama cáncer metastásico. Por ejemplo, cuando el cáncer de pulmón se disemina y se metastatiza en el hígado, el cáncer resultante no se llama cáncer de hígado sino cáncer de pulmón metastásico.

Cuando se ve a través de un microscopio, no verá ninguna diferencia en la apariencia física de las células cancerosas metastásicas y primarias. Estas células cancerosas normalmente poseen las mismas características moleculares.

Los tratamientos contra el cáncer pueden ayudar a prolongar la vida de algunos pacientes con cáncer metastásico. Pero en su mayor parte, los tratamientos del cáncer metastásico están dirigidos principalmente a controlar el crecimiento del cáncer metastásico o a reducir sus síntomas. Debido a que los tumores metastásicos pueden dañar las funciones corporales normales de una persona, muchas personas que mueren a causa del cáncer generalmente mueren a causa del cáncer metastásico en lugar del cáncer primario u original.

Capítulo 2 – Minimizar los riesgos

Mirando hacia atrás ahora, me di cuenta de que la batalla contra el cáncer no comienza realmente una vez que se diagnostica a una persona. Comienza incluso antes de que una persona muestre síntomas o sea diagnosticada con él. Por muy cliché que parezca, la prevención es mucho mejor que curar. Es como si las posibilidades de sobrevivir en una pelea con Floyd Mayweather o Manny Pacquiao sean del 100% si uno simplemente evita una pelea con cualquiera de estos 2 grandes guerreros de boxeo. Con el cáncer, la batalla comienza con la prevención.

Muchas personas, incluido yo mismo, piensan que el cáncer tiene que ver con los genes o el destino de uno. A través de estudios científicos, los investigadores han visto que no son solo los genes o el destino lo que determina si uno estará o no en una pelea real con el Gran C. Es una combinación de diferentes factores, incluidos los genes, la mayoría de los cuales podemos controlar o influir. Eso significa que, en gran medida, podemos minimizar nuestros riesgos de desarrollar cáncer.

El daño al ADN es la razón principal para desarrollar cáncer. Esencialmente, nuestro ADN es el equivalente químico de las instrucciones de un sargento de instrucción para sus aprendices sobre lo que deben hacer. Nuestro ADN determina cómo las células de nuestro cuerpo reaccionarán a ciertos estímulos en nuestro entorno, como los alimentos que comemos, los rayos ultravioleta del sol, el estrés y las sustancias que ingerimos, como el alcohol o la nicotina, en los productos de tabaco. Si bien los daños individuales a nuestro ADN a causa de estos factores son insignificantes, su acumulación durante largos períodos de tiempo puede comenzar a desordenar nuestro ADN. Y cuando los daños son demasiado grandes y continúan multiplicándose en el cuerpo, es cuando nace el cáncer.

Volviendo a los genes, ¿cuánto de ellos es realmente responsable del cáncer? Se estima que solo del 2% al

3% de los casos de cáncer son causados principalmente por una genética deficiente. Esto significa que el 97% del tiempo, el cáncer es causado por cosas sobre las que podemos tener un gran grado de control, como el estilo de vida, la dieta y la exposición a sustancias cancerígenas.

Cómo reducir los riesgos de cáncer

Como se mencionó anteriormente, una gran parte de los casos de cáncer no son de naturaleza genética. Esto significa que puede hacer muchas cosas para minimizar los riesgos de cáncer o, si ya lo tiene, optimizar la eficacia de su tratamiento actual contra el cáncer. Éstos incluyen:

- Minimizar o, si es posible, evitar la exposición al tabaco, incluido el humo de segunda mano o el humo que proviene de los cigarrillos de otras personas.

- Comer sano: en particular, puede reducir significativamente los riesgos de cáncer al minimizar el consumo de carnes rojas y grasas saturadas (incluidas las grasas trans), las carnes a la brasa y los alimentos que son fritos. También debe aumentar su consumo diario de lucha contra el cáncer y prevenir alimentos como los cereales integrales, las verduras y las frutas, que son abundantes en fibra dietética.

- Hacer ejercicio regularmente.

- Mantener un peso corporal saludable. La obesidad es un factor de riesgo primario para muchas enfermedades graves, incluido el cáncer.

- Limitar su consumo de alcohol a 2 bebidas como máximo diariamente. El consumo excesivo de alcohol puede provocar cánceres de colon, hígado, esófago, laringe y boca. Si su familia tiene antecedentes de alguno de estos cánceres, será mejor evitar las bebidas alcohólicas por completo.

- Minimizando sus exposiciones a la radiación. Realice radiografías solo cuando sea necesario y limite su exposición a la luz solar directa, especialmente entre las 10:00 am y las 3:00 pm, que es cuando la luz solar es más calurosa y peligrosa. No se preocupe por las frecuencias de radio emitidas por sus dispositivos y líneas eléctricas: son despreciables y no se ha demostrado que causen cánceres.

- Evitar la exposición a toxinas ambientales e industriales como el benceno, el asbesto, los bifenilos policlorados (BPC) y las aminas aromáticas.

- Minimizar los riesgos de ciertas infecciones causantes de cáncer, como el VIH, la hepatitis y las infecciones por VPH. Evite usar agujas contaminadas y relaciones sexuales sin protección para minimizar tales riesgos.

- Tomar dosis bajas de aspirina regularmente. Parece que los hombres que toman antiinflamatorios no esteroideos como la aspirina tienen menores riesgos de cáncer de colon e incluso cáncer de próstata. Pero si tiene problemas de acidez y hemorragia gástrica, es mejor que se salte esto.

- Obtener suficiente vitamina D, es decir, entre 800 y 1.000 UI por día, que las investigaciones afirman ayudar a reducir los riesgos de ciertos tipos de cáncer, como los de colon y próstata. Obtenga su vitamina D principalmente de los alimentos y la luz solar, pero si no puede obtener suficiente, considere la posibilidad de complementar.

Capitulo 3 – tratamientos para el cáncer

Si ya tienes cáncer, la batalla aún no ha terminado. Le digo por experiencia que el cáncer puede ser derrotado si se diagnostica y trata de manera oportuna. Si bien puede ser una batalla bastante difícil luchar, es una batalla que puede ganar con el tratamiento adecuado, el apoyo de familiares y amigos y una actitud indomable.

Gracias a la ciencia moderna, ahora hay varias formas de tratar el cáncer, las elecciones están determinadas por la gravedad y el tipo de cáncer que uno tiene. Algunos pacientes con cáncer solo necesitan 1 tipo de tratamiento, mientras que otros pueden requerir múltiples tratamientos en combinación.

Déjame darte una palabra de precaución. Tendrá mucho que estudiar y pensar cuando se enfrente con opciones de tratamiento para el cáncer, lo que significa que puede sentirse confundido y abrumado. Pero déjame también darte aliento. Puede sentirse más en control de la situación y más optimista si habla con su médico y le permite que le explique las ventajas y desventajas de cada tipo de tratamiento en lugar de tener que buscarlo todo en Google. También puedes sentirte más fuerte y más perseverante si te rodeas de familiares y amigos que te brinden apoyo, tal como lo hice cuando recibí tratamiento para mi propio cáncer.

Los tratamientos para el cáncer incluyen:

- Cirugía: la parte cancerosa del cuerpo se extirpa quirúrgicamente para detener la propagación del cáncer.

- Terapia de radiación: utiliza dosis altas de radiación para eliminar las células cancerosas y reducir el tamaño de los tumores. Antes de elegir esta terapia, pregúntele a su médico acerca de los posibles efectos secundarios, para saber si será más beneficioso que perjudicial para su salud y calidad de vida.

- Quimioterapia: este tipo de tratamiento destruye las células cancerosas con medicamentos. Al igual que con la radioterapia, pregúntele a su médico acerca de sus beneficios y los posibles efectos secundarios antes de elegir someterse a quimioterapia.

- Inmunoterapia: este tratamiento apunta a fortalecer su sistema inmunológico hasta el punto de que pueda combatir con éxito el cáncer.

- Terapia dirigida: este es un tipo de terapia que se enfoca específicamente en desarrollos en células cancerosas específicas que las hacen desarrollarse, distribuirse y propagarse.

- Terapia hormonal: este es un tratamiento específico para los cánceres de próstata y de mama. Trata estos tipos de cáncer administrando o disminuyendo los niveles de hormonas para disminuir o detener el crecimiento de dichos tipos de cáncer. Pregúntele a su médico sobre los beneficios y los posibles efectos secundarios antes de elegir esta terapia.

- Trasplante de células madre: este es un procedimiento de tratamiento contra el cáncer que funciona mediante la restauración de células madre formadoras de sangre en los cuerpos de los pacientes con cáncer, que se redujeron o destruyeron significativamente con altas cantidades de radiación o quimioterapias. Pregúntele a su profesional médico acerca de sus ventajas y posibles desventajas para que pueda tomar una decisión clara e informada de someterse o no a este tipo de tratamiento para el cáncer.

- Terapia bio-oxidativa: este es un tipo de tratamiento donde se introducen pequeñas cantidades de peróxido de hidrógeno u ozono médico en el cuerpo de un paciente con cáncer para tratar el cáncer. Hacer esto puede ayudar a acelerar el metabolismo del oxígeno del cuerpo y promover la descarga de átomos de oxígeno en las células del cuerpo a través del torrente sanguíneo. Uno de los principales beneficios de esta terapia es que si se realiza correctamente y junto con otras prácticas beneficiosas para la salud, prácticamente no tiene efectos secundarios.

- Terapia mitocondrial: implica cerrar o mitigar las mitocondrias de la célula, que se cree que es vital para el crecimiento de las células cancerosas. Esta terapia se basa en el principio de que si se cierran las mitocondrias, también se puede detener el crecimiento del cáncer. Y a diferencia de los venenos como el cianuro, este tipo de terapia es capaz de cerrar las mitocondrias sin dañar las células sanas. Si bien esta terapia aún no se ha generalizado, los avances en estudios dirigidos a la reutilización de medicamentos conocidos que inhiben el metabolismo mitocondrial han demostrado y continúan mostrando un gran progreso y no pasará mucho tiempo antes de que este tipo de terapia contra el cáncer se convierta en la corriente principal.

Capitulo 4 - Nutrición

Cuando se trata de la prevención o el tratamiento del cáncer, ningún tipo de alimento o suplemento puede servir como una píldora mágica. Todo se reduce a su dieta general. Mirando hacia atrás ahora, sabía que podría haber comido mejor antes de ser diagnosticada con cáncer. Si bien no puedo decir con certeza qué parte de mi victoria sobre el cáncer se debió a cambiar mis hábitos nutricionales, definitivamente puedo decir que fue un factor importante porque creo en el dicho de que "deje que la comida sea su medicina".

La conexión dieta-cáncer

Las investigaciones han demostrado que hasta el 70% de los riesgos de cáncer de por vida de una persona están dentro de su poder para controlar y cambiar. Y una gran parte de este 70% es nutrición o dieta. Se ha dicho que somos lo que comemos. Creo que, si comemos de manera poco saludable, nos volvemos insalubres y, a la inversa, nos volvemos saludables cuando comemos alimentos saludables en cantidades saludables.

La dieta no se trata solo de lo que no se debe comer, sino también de lo que se debe comer. Si bien la investigación no ha demostrado relaciones sólidas de causa y efecto entre alimentos específicos y cáncer, estos han demostrado asociaciones entre ellos. Y parte de estas asociaciones parece incluir tipos específicos de dieta y bajas tasas de cáncer en ciertas sociedades.

Tomemos, por ejemplo, la famosa dieta mediterránea, que es rica en verduras, frutas y grasas dietéticas saludables en forma de aceite de oliva. Los estudios han demostrado que los grupos de personas que viven en el Mediterráneo, especialmente los griegos, tienen tasas de cáncer y enfermedades cardíacas sustancialmente más bajas y lo asocian con la forma en que comían. Lo mismo puede decirse de las personas que tienen el porcentaje más alto de personas realmente mayores, es decir, personas centenarias o personas de 100 años o más; El japonés. El área particular de Japón con la mayor concentración de personas ultra viejas se llama Okinawa, desde donde se ha formado otra dieta famosa y saludable: la dieta de Okinawa. Al igual que con la dieta mediterránea, la dieta de Okinawa también es rica en grasas dietéticas saludables para el corazón, es decir, ácidos grasos omega-3.

Maneras prácticas de implementar una dieta para prevenir el cáncer

Para implementar una dieta que pueda ayudarlo a minimizar sus riesgos de cáncer o para complementar la eficacia de su tratamiento actual, la mayoría de lo que come regularmente debe incluir grasas saludables, granos enteros, frijoles, nueces y verduras y frutas ricas en antioxidantes. Además, también debe minimizar su consumo de alimentos fritos, alimentos procesados, azúcares refinados, carbohidratos refinados (pan blanco, etc.) y grasas no saludables (grasas trans y grasas saturadas).

Antioxidantes

Y hablando de comer alimentos ricos en antioxidantes, aquí hay datos interesantes sobre ellos:

- Los alimentos de origen vegetal que contienen cantidades abundantes de antioxidantes pueden ayudar a fortalecer su sistema inmunológico y ayudar a su cuerpo a combatir mejor las células cancerosas;

- También puede reducir sus riesgos de cáncer de esófago al comer alimentos vegetales ricos en vitamina C, como verduras de hojas oscuras, pimientos, guisantes, bayas y naranjas;

- Puede reducir los riesgos de cáncer de esófago y de estómago al comer más vegetales sin almidón, como frijoles, espinacas y brócoli;

- Puede reducir los riesgos de cáncer de laringe, faringe, boca y pulmón al comer más vegetales que tienen buenas cantidades de carotinoides (un tipo de antioxidante) como la calabaza, las coles de Bruselas y las zanahorias;

- Puede reducir los riesgos de cáncer de pulmón y estómago al comer más frutas todos los días; y

- Puede reducir sus riesgos de cáncer de próstata comiendo más sandías, guayabas y tomates, todos los cuales tienen un alto contenido de antioxidantes llamados licopeno.

¿Cuántas frutas y verduras debes comer diariamente? Idealmente, 5 raciones. Y no, las frutas y verduras procesadas, como el jugo de manzana o el jugo de zanahoria comercialmente disponibles, no cuentan. Consuma en su mayoría versiones de alimentos integrales de frutas y verduras para obtener la mayoría de los nutrientes que combaten el cáncer, a la vez que minimiza los posibles ingredientes cancerígenos como los azúcares refinados.

Fibra dietética

También conocida como masa o fibra, la fibra dietética es crucial para un sistema digestivo limpio y saludable. Algunas de las mejores fuentes de fibra dietética incluyen granos enteros, verduras y frutas. La fibra dietética también puede ayudar a reducir sus riesgos de cáncer, específicamente el cáncer de colon, al permitirle mover y eliminar continuamente compuestos cancerígenos de su sistema digestivo a través de un movimiento intestinal regular y saludable.

Grasas dietéticas saludables

No es necesariamente cierto que una dieta alta en grasas pueda aumentar sus riesgos de cáncer. Si los tipos de grasa que consume normalmente son insalubres, como las grasas saturadas y las grasas trans, tendrá un alto riesgo de cáncer, por no mencionar las enfermedades cardíacas. Pero con la grasa dietética saludable, por ejemplo, las grasas no saturadas, lo contrario es cierto.

Las grasas trans se presentan principalmente en forma de aceite hidrogenado que es abundante en alimentos fritos y empacados como el pollo frito, papas fritas, tacos tostados, galletas, galletas, cortezas de pastel, pasteles, muffins y masa de pizza. Por lo tanto, si le gustan estos tipos de alimentos, debe reducir radicalmente las cantidades de estos alimentos que come.

La grasa saturada, por otro lado, proviene principalmente de carnes rojas y productos lácteos. Su mejor apuesta es limitar el consumo de estos alimentos a solo el 10% de su consumo calórico diario como máximo.

Las grasas insaturadas o saludables son abundantes en los pescados grasos (atún, salmón), nueces, aceite de oliva y aguacates. Los ácidos grasos omega-3, en particular, son abundantes en peces como el atún y el salmón, así como en las semillas de lino. También se sabe que los omega-3 ayudan a que el cerebro y el corazón sean más saludables.

Azúcares refinados y carbohidratos refinados

Se ha demostrado que los picos de azúcar en la sangre aumentan los riesgos de cáncer de próstata hasta en un 88%. Aunado a aumentar el riesgo de diabetes, que es otra condición médica que amenaza la vida. Y como los azúcares y carbohidratos refinados son formas seguras de aumentar sus niveles de azúcar en la sangre cada vez, debe minimizar o, si es posible, eliminar su consumo de estos alimentos. Puede parecer imposible, pero existen formas prácticas de minimizar el consumo de estos tipos de alimentos. Por ejemplo, puede sustituir los cereales integrales sin refinar, como el arroz integral, la quinua, el pan integral o harina integral, la harina de avena, el salvado de cereales y los vegetales sin almidón para reemplazar otros refinados como los cereales endulzados disponibles en el mercado (cereales, Cheerios, Fruit Loops special K, etc.), pan blanco y pasta. Estos granos sin refinar no solo son más saludables, sino que en realidad son más saciantes y pueden brindarle energía más duradera a lo largo del día.

Carnes rojas y procesadas

El vínculo entre comer muchas carnes rojas y procesadas como el salami, el salchichón, las salchichas y el tocino y el cáncer ha sido claramente establecido por numerosos estudios científicos. Sus riesgos de cáncer colon rectal pueden aumentar hasta en un 20% simplemente comiendo 50 Granos o 2 onzas de carne procesada cada día. El ingrediente sospechoso de las carnes procesadas que se cree que es cancerígeno es el nitrato como conservante, así como otros tipos de conservantes sintéticos. E incluso si no se procesa, el alto consumo de carne roja puede aumentar sus riesgos de cáncer.

Si desea minimizar los riesgos de desarrollar cáncer, minimice su consumo de carnes rojas y altamente procesadas. Una forma muy práctica de hacer esto es comer otras fuentes ricas en proteínas que sean más saludables, como nueces, huevos, pollo y pescado.

Otras formas de aumentar las propiedades anti cancerígenas de sus alimentos

Debido a que las frutas y verduras tienen las cantidades más altas de minerales y vitaminas que combaten el cáncer. La cocción puede llevar a la reducción de los mismos, trate de comerlos crudos tanto como sea posible. Con la fruta, eso es fácil. Con verduras, considere comerlas en forma de ensalada con aderezo saludable.

Si usted cocina sus verduras, trate de no cocinarlas demasiado y cocínelas solo hasta que estén tiernas. Hacerlo puede ayudar a preservar la mayor cantidad de minerales y vitaminas que sea posible.

Antes de comer sus frutas y verduras, lávelas con un sanitizante de verduras. Si no tiene acceso a un lavado de vegetales disponible en el mercado, puede preparar el suyo mezclando partes iguales de vinagre y agua. Remoje las frutas y verduras en el lavado por hasta 5 minutos antes de enjuagar bien con agua limpia. Si bien puede que no elimine por completo los pesticidas en las superficies, puede eliminar una gran parte de ellos.

Si le gustan los sabores fuertes, use especias y hierbas que estimulan el sistema inmunológico, como el curry en polvo, el jengibre y el ajo. Otros incluyen cilantro, romero, albahaca y cúrcuma. No solo pueden ayudarlo a agregar mucho sabor a sus platos favoritos, sino que también contienen una gran cantidad de nutrientes que combaten el cáncer.

Minimizando el consumo de carcinógenos

Existen ciertos tipos de alimentos que contienen carcinógenos, es decir, las sustancias que causan cáncer. Los carcinógenos se pueden crear mientras se cocinan los alimentos, mientras se conservan (principalmente conservas de carne), o cuando los alimentos comienzan a echarse a perder. Algunos de los alimentos que contienen carcinógenos son las carnes en conserva, secas y curadas (como carne de res, salchichas y tocinos), trozos de carne asada, carne quemada, alimentos con moho y alimentos ahumados.

Si los carcinógenos son su factor de riesgo más alto para los cánceres en los alimentos, entonces debería ser una prioridad reducir su exposición a ellos. Aquí hay algunas maneras prácticas en que puedes hacer eso:

-   Evite cocinar con el aceite de cocina a altas temperaturas. Lo mejor es cocinar aceite a fuego lento u hornear a 240 grados Fahrenheit como máximo, lo que evita que las grasas o aceites de los alimentos se vuelvan cancerígenos. Ase, cocine al vapor, hierva u hornee sus comidas en lugar de saltearlos, freírlos en tiras o sofreírlos.

-   Disminuye tus barbacoas. La carbonización o quema de carnes puede crear sustancias cancerígenas en sus alimentos, y el consumo excesivo puede detonarlo. Cuando ase a la parrilla, evite hacer demasiada carne y cocine a la temperatura ideal, es decir, a 240 grados Fahrenheit.

-   Almacene los aceites adecuadamente. Los aceites pueden volverse rancios y cancerígenos rápidamente cuando están expuestos al exceso de aire, luz y calor. Por lo tanto, asegúrese de guardarlos en un recipiente hermético en un lugar oscuro y fresco.

-   Deseche los alimentos mohosos y de olor gracioso. Es probable que estos tipos de alimentos contengan un carcinógeno fuerte llamado aflatoxina, que generalmente se encuentra en el maní que se ha vuelto mohoso. Para conservar la frescura de los frutos secos durante más tiempo, consérvelos en el congelador o en la nevera.

-   Uso microondas de la manera correcta. Con esto, me refiero a usar papel encerado para cubrir los alimentos mientras se calienta en el microondas en lugar de usar cubiertas o envoltorios de plástico y usar recipientes aptos para microondas, como vidrio o porcelana.

Capitulo 5 – Manejo del Estrés

El estrés psicológico puede ser un factor importante para desarrollar el cáncer. El estrés psicológico es lo que sentimos cuando estamos bajo una presión emocional, física o mental significativa. Si bien el estrés psicológico es normal e incluso puede ser saludable de vez en cuando, experimentar grandes cantidades de él durante períodos prolongados de tiempo puede afectar seriamente nuestra salud, y una forma en que puede suceder es aumentando nuestros riesgos de cáncer.

Por lo general, nos estresamos con los eventos de rutina y las responsabilidades diarias, así como con los sucesos irregulares como enfermedades y traumas. El estrés saludable, el tipo que nos hace mejores en términos de salud y carácter, se denomina *eustress* o buen estrés. El tipo de estrés que nos hace sentir abrumados e incapaces de manejar y controlar los acontecimientos en nuestras vidas es el tipo de estrés malo, es decir, la angustia. Y la ciencia ha demostrado que la angustia puede ser un factor importante para el cáncer, ya sea en términos de adquirirla o controlarla.

Respuesta al estrés del cuerpo

Cuando su cuerpo experimenta presión emocional, mental o física, se libera produciendo hormonas de estrés específicas que activan su mecanismo de lucha o huida como un medio para escapar o superar una amenaza percibida. Estas hormonas incluyen la norepinefrina y la epinefrina y pueden ayudarlo a actuar más rápido y más fuerte bajo las amenazas percibidas.

Se ha demostrado que el estrés crónico, es decir, el estrés a largo plazo y de alto nivel, causa problemas de salud como problemas urinarios, de fertilidad, digestivos y del sistema inmunológico. Y con un sistema inmunitario debilitado, una persona puede contraer infecciones virales como resfriados, gripe y tos. Las personas que sufren estrés crónico también tienden a ser más susceptibles a la ansiedad, la depresión, el insomnio y las migrañas.

Pero parece que estas condiciones no incluyen el cáncer. ¿En qué caso, el estrés psicológico puede causar cáncer? La evidencia científica que relaciona el estrés crónico directamente con el cáncer no es concluyente. Sin embargo, el estrés psicológico puede aumentar los riesgos de cáncer, pero de manera indirecta. ¿Cómo?

Las personas con estrés crónico tienden a enfrentarlo adquiriendo hábitos o comportamientos específicos que a la larga pueden aumentar sus riesgos de cáncer. Tales hábitos o comportamientos pueden incluir el consumo de alcohol, comer en exceso y fumar, todo lo cual aumenta los riesgos de cáncer.

Pero ¿qué pasa con los que ya tienen cáncer? ¿Cómo puede afectarles el estrés psicológico crónico? El estrés de tener cáncer puede ser causado o exacerbado por los efectos físicos, emocionales y sociales de la enfermedad. Créame, esto realmente puede estresarlo y hacer que haga cosas poco saludables que pueden disminuir su calidad de vida durante e incluso después del tratamiento del cáncer.

Pero el estrés crónico no debería derrotarte. Tuve la suerte de tener familiares, amigos y miembros de la iglesia que me ayudaron a manejar mi estrés psicológico y, como resultado, pude responder mucho mejor a los tratamientos contra el cáncer y desde entonces he podido vivir una buena calidad de vida. Algunos de los beneficios de aprender a manejar el estrés mientras luchan contra el cáncer incluyen menos síntomas relacionados con el tratamiento del cáncer, menos ansiedad y menos depresión. En términos de supervivencia del cáncer, sin embargo, el manejo del estrés no tiene beneficios científicamente establecidos. Pero aún así, puede ayudarlo a sobrellevar mejor la enfermedad, lo que puede mejorar su calidad de vida y, de alguna manera indirecta, sus posibilidades de supervivencia.

Cómo lidié con el estrés

Experimenté los grandes beneficios de obtener mucho apoyo social y emocional durante la etapa de tratamiento del cáncer de mi vida. Me ha impedido deprimirme, ha reducido considerablemente mis preocupaciones iníciales sobre el diagnóstico de Gran C y ha reducido significativamente los síntomas relacionados tanto con el cáncer como con el tratamiento. En particular, aprendí a lidiar con el estrés durante esa etapa difícil de mi vida a través de la terapia de conversación, la meditación, las prácticas de relajación, unirme a un grupo de apoyo de pacientes con cáncer, sobrevivientes del cáncer y el ejercicio regular.

Pero para mí, lo mejor que puedes hacer para manejar bien el estrés es rodearte de familiares y amigos. El cáncer no es una batalla que puedes ganar solo; necesitarás la fuerza, el apoyo y el amor de los demás para superar las etapas más difíciles de la enfermedad. Si no fuera por mi familia, mis amigos y mi iglesia, probablemente me hubiera vuelto loco por mi cáncer. Pero gracias a ellos, no lo hice. No solo me las arreglé para mantenerme sano, sino que me las arreglé para escabullirme y ganar la batalla contra el Gran C.

Capitulo 6 – Ejercicio Regular

Como se mencionó anteriormente, el 70% de los factores de riesgo de cáncer están dentro de nuestra capacidad de controlar o manejar. Y la mayoría del 70% son opciones de estilo de vida. Uno de ellos es hacer ejercicio regularmente, que es una de las mejores cosas que puede hacer para minimizar los riesgos de cáncer. Y si ya lo tiene, puedo decirle que fue uno de los mejores hábitos que he adquirido que me ha ayudado a mejorar la calidad de mi vida incluso cuando estaba pasando por tratamientos contra el cáncer.

Piense en esto: se ha estimado que alrededor del 33,33% o un tercio de las muertes por cáncer se debieron a estilos de vida sedentarios y obesidad. Y estas muertes incluyen dos de los tipos más comunes de cáncer en los Estados Unidos: cáncer de colon y de mama. Al hacer ejercicio regularmente, puede evitar un estilo de vida sedentario y, en el proceso, minimizar sus posibilidades de convertirse en obeso.

¿Cuánto ejercicio?

Según los lineamientos nacionales de actividad, hacer ejercicio durante un mínimo de 30 minutos diarios durante la mayoría de los días de la semana, es decir, al menos 4 días a la semana, es un buen lugar para comenzar. Y si desea optimizar los beneficios para la salud del ejercicio regular, hacer ejercicio durante 60 minutos al día es una buena meta para lograr.

¿Qué pasa con el tipo de ejercicio? ¿Debes hacer Cross FIT, pesas, sprints, natación, etc.? Como mínimo, debe hacer ejercicios de intensidad moderada, como caminar a paso ligero o trotar. Pero, ¿cómo estimas la intensidad? Puede utilizar la *"prueba de conversación"* para conocerlo.

Así es como se hace la prueba de conversación. Mientras hace ejercicio, intente hablar como si estuviera conversando con un amigo. Si puede hablar normalmente como si usted y su amigo se estuvieran poniendo al día en una cafetería, su intensidad de ejercicio es ligera. Si apenas puedes hablar y estás jadeando por respirar solo por decir algo, eso es de alta intensidad. Si aún puede mantener una conversación normal, pero con un poco de esfuerzo respiratorio, entonces es de intensidad moderada o media.

¿Cómo se ajusta la intensidad del ejercicio? Si está haciendo ejercicios aeróbicos o cardiovasculares, como caminar a paso ligero, correr, nadar o andar en bicicleta, puede hacerlo aumentando la velocidad a la que realiza el ejercicio. Puedes bajar el nivel de intensidad al disminuir la velocidad a la que estás haciendo los movimientos. Si está levantando pesas o haciendo ejercicios de entrenamiento de resistencia como ejercicios de calistenia o suspensión (TRX), puede aumentar la intensidad aumentando la cantidad de resistencia o reduciendo la velocidad del movimiento. Para reducir la intensidad, reduzca la cantidad de resistencia o aumente la velocidad de movimiento (el impulso facilita el trabajo contra la resistencia).

Para optimizar su experiencia de ejercicio regular, puede considerar hacer lo siguiente también:

- Si aún no tienes la energía suficiente para completar una sesión de ejercicios de 30 minutos, puedes dividirla en 2 sesiones de 15 minutos o 3 sesiones de 10 minutos dentro del día;

- Para minimizar los riesgos de morir por aburrimiento con tus entrenamientos aeróbicos o cardiovasculares, escucha tu música favorita o haz ejercicio con un amigo;
- Beba mucha agua y vístase con ropa cómoda durante sus entrenamientos;   y
- Respeta tu cuerpo. Si no se siente bien o tiene fiebre, no haga ejercicio. Descansa y date tiempo para recuperarte.

Otras formas prácticas de hacer ejercicio más regularmente

Si no tiene suficiente tiempo o energía para los ejercicios que mencioné anteriormente, eso no significa que ya no pueda hacer ejercicio. No es una proposición de todo o nada. Hacer algún tipo de ejercicio, incluso si está por debajo del mínimo, es mucho mejor que no realizar ningún ejercicio. Aquí hay otras formas prácticas que pueden ayudarlo a hacer ejercicio con más frecuencia:

- Después de cada comida, camine alrededor de la cuadra una o dos veces;

- Baila en casa o si puedes, únete a una clase;

- Deshazte del ascensor y usa las escaleras;

- En lugar de viajar o viajar en un automóvil o autobús a su destino, intente caminar o andar en bicicleta;

- En lugar de enviar correos electrónicos o mensajes de texto a tus compañeros de trabajo o compañeros de clase, acércate a ellos y habla con ellos directamente;

- Estacione en el lugar más alejado posible de su escuela, oficina o donde quiera que vaya para que pueda caminar la mayor distancia posible;

- Camine todo lo que pueda durante el día y apunte por lo menos a 8,000 pasos diarios, que puede medir utilizando una aplicación o dispositivo equipado con podómetro como FIT bit;   y

- Mientras ve la televisión, haga algo activo como andar en bicicleta estacionaria o realizar tablas o abdominales.

- Puedes limpiar la casa o cuidar tu jardín; también pueden ser muy buenos entrenamientos, especialmente si los haces por más de una hora;

- El tai chi y el yoga son dos buenas alternativas para el ejercicio regular, ya que incorporan la meditación (buena para el manejo del estrés) y el movimiento;

- Si ya se está sometiendo a un tratamiento para el cáncer y no está seguro de qué tipos de ejercicios debe realizar, considere la posibilidad de consultar los programas de ejercicios diseñados específicamente para pacientes con cáncer, que están disponibles en algunos hospitales y centros de salud.

- Si actualmente se está sometiendo a radioterapia, no nade para hacer ejercicio porque hacerlo con cloro puede irritar la piel irradiada y debido a que su sistema inmunológico puede debilitarse durante la radioterapia, puede contraer una infección en el agua fácilmente.

Conclusión

Gracias por comprar este libro. Espero que a través de este libro, hayan podido aprender y sentirse alentados de que el cáncer, si bien es un enemigo formidable, puede ser derrotado. Pero lo que es más importante, espero que a través de este libro, se lo alentó a tomar medidas aplicando lo que aprendió aquí. Recuerde, saber es solo la mitad de la batalla y la otra mitad es acción o, en este caso, aplicación de conocimiento. No tienes que aplicar todo lo que has aprendido a la vez. Solo aplica una lección a la vez. Lo importante es que comiences a actuar sobre la información que has recogido en este libro y que lo hagas pronto. El cáncer no es un oponente que tenga la amabilidad de la dilación. El cáncer es un oponente veloz y si quieres vencerlo, debes ser igual de veloz, si no más veloz.

¡Aquí está tu victoria contra el cáncer! ¡Ánimo!

Bibliografía:

1. https://www.cancer.gov/about-cancer/understanding/what-is-cancer

2. https://www.cancerresearchuk.org/about-cancer/causes-of-cancer/can-cancer-be-prevented

3. https://www.health.harvard.edu/newsletter_article/The-10-commandments-of-cancer-prevention

4. https://www.helpguide.org/articles/diets/cancer-prevention-diet.htm

5. https://www.cancer.gov/about-cancer/coping/feelings/stress-fact-sheet

6. https://www.cancer.gov/about-cancer/treatment/types

7. https://www.alive.com/health/bio-oxidative-therapies-the-power-of-oxygen/

8. https://www.cancer.gov/research/key-initiatives/ras/ras-central/blog/2017/targeting-mitochondria